Exfoliantes de Azúcar Hechos en Casa

— por —

Jennifer Stepanik

Usted solo tiene un cuerpo; consiéntalo aplicándose exfoliantes orgánicos personalizados y cosechará las recompensas. Luego difunda el amor y comparta el secreto de cómo ha logrado tener su piel sensacional con sus familiares y amigos. Para saber más acerca de cómo crear sus propios productos para el cuidado corporal y mantenerse saludable, ingrese a

www.home-made-beauty-tips.com

Table of Contents

Introducción a los exfoliantes de azúcar

    Breve Historia del Azúcar

    Beneficios de la Exfoliación

    Conocimiento acerca de los Exfoliantes

    Naturalmente Dulces

Mezclando el Exfoliante

    Receta Básica

    Tipos de Azúcar

    Aceites Portadores

    Aceites Esenciales - Aromaterapia

Textura

    Glicerina y Jabón Líquido

    Terrones de Azúcar Exfoliantes

    Exfoliantes de Azúcar Batida

Almacenamiento de los Exfoliantes

    Tiempo de Conservación

    Envases

    Decoración

    Juegos para Regalo

Recetas

    Clásico

    Para Piel Sensible

    Rápidos Exfoliantes de Cítricos

    Frescos Exfoliantes de Menta

    Cálidos Exfoliantes Invernales

    Exfoliante de Café

    Celestiales Exfoliantes de Miel

    Exfoliantes de Nueces

    Deliciosos Exfoliantes de Vainilla

    Exfoliantes de Azúcar para Áreas Específicas del Cuerpo

Exfoliantes de Cubos de Azúcar y Azúcar Batida

Mejoradores del Estado de Ánimo

Tratamientos

Introducción a los exfoliantes de azúcar

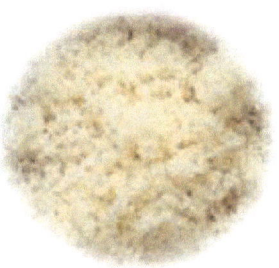

Breve Historia del Azúcar

La caña de azúcar ha venido proporcionándonos dulces jugos durante miles de años, la planta es oriunda del sudeste asiático y comenzó a ser usada aproximadamente en el siglo octavo A. C.; rápidamente su jugo azucarado comenzó a ser extraído y los cristales de azúcar tal como los conocemos comenzaron a producirse hace unos dos mil años.

El azúcar se ha utilizado para tratamientos de belleza desde que los cristales se hicieron extensamente disponibles: los egipcios conocían los beneficios de realizar la exfoliación; los romanos usaban el azúcar para humectar sus labios; y las antiguas civilizaciones chinas, indias y polinesias combinaban el azúcar con otros ingredientes nativos para nutrir sus pieles. Tal como nosotros, nuestros antepasados deseaban tener una tez tersa y juvenil.

A medida que los métodos de producción del azúcar mejoraron y se establecieron rutas comerciales de Oriente a Occidente, el azúcar se comenzó a mezclar con aceites para formar un exfoliante corporal; las recetas familiares preparadas en casa se impusieron durante muchas generaciones. Sin embargo, gracias a la tecnología moderna, a finales del siglo XX debido a la aparición de sustancias químicas y a la tendencia de las personas a querer usar elegantes marcas comerciales de productos, los tradicionales productos artesanales fueron destronados. Sin embargo, en nuestros días, a medida que migran nuestras preferencias hacia los productos orgánicos y remedios respetuosos con el medioambiente y hechos en casa aunados a una época de recesión, el simple arte de producir exfoliantes naturales a base de azúcar ha sido nuevamente resucitado.

Beneficios de la Exfoliación

¿Por qué las personas exfolian sus cuerpos desde hace muchas generaciones? Las células muertas de la piel se acumulan naturalmente en la capa más externa, y a veces obstruyen los poros debajo de ellas, asimismo, el proceso de envejecimiento altera el ciclo natural de la piel, dejándola áspera y desigual. El proceso de exfoliación elimina la capa inerte y desigual exterior de la piel, revelando la nueva piel que se encuentra debajo, la cual es simétrica, fresca y suave.

Destapar los poros y deshacerse de la piel muerta reducirá las probabilidades de que tenga brotes de acné, así como de que se le formen espinillas, sin embargo, hay muchos otros beneficios de la exfoliación, tales como:

- mejora la textura de la piel;

- elimina el exceso de aceite de la piel;

- permite que las nuevas células de la piel se regeneren;

- incrementa la circulación de sangre hacia la piel;

- reduce las líneas finas y arrugas de la piel;

- reduce la celulitis;

- incrementa la capacidad de la piel para absorber las cremas hidratantes;

- prepara a la piel para la aplicación de un bronceado en espray;

- expone los folículos pilosos y permite un mejor afeitado; y

- remueve la piel bronceada y quemada.

La piel es el órgano más grande del cuerpo, lo recubre y es lo primero que otras personas ven de nosotros. Una piel opaca y sin vida, envejecida prematuramente presenta un mal aspecto, así que consiéntase realizándose exfoliaciones regulares y luzca la piel lisa y radiante que brinde una maravillosa primera impresión.

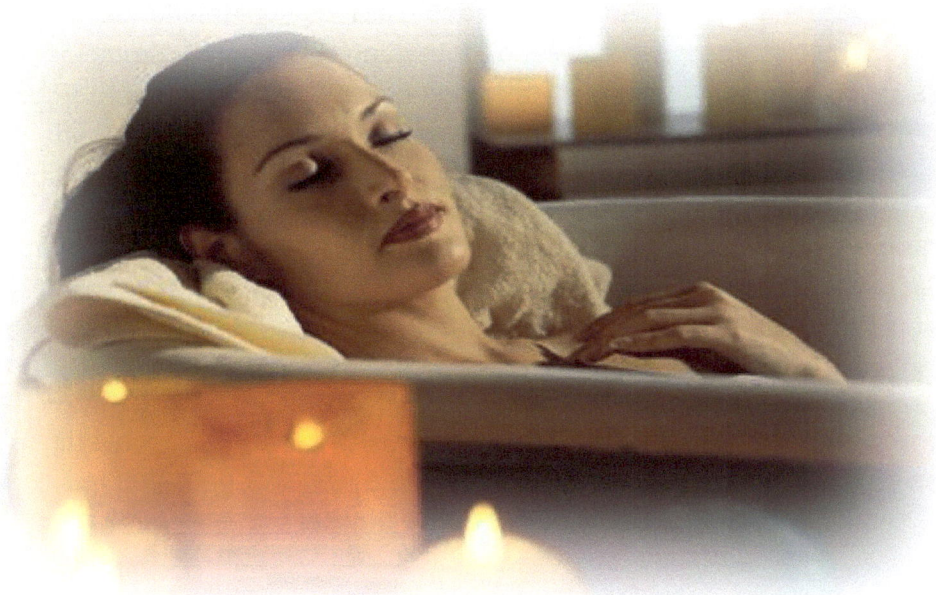

Conocimiento acerca de los Exfoliantes

Los exfoliantes actúan mejor cuando usted toma un baño o ducha antes de aplicarlos, ya que cuando la piel está húmeda pueden extenderse más fácilmente. Aplíquelos comenzando por sus pies y suba, aplique el exfoliante realizando movimientos circulares y ascendentes con una ligera presión sobre piernas y brazos, espalda, torso y pecho. Recuerde no aplicar el exfoliante a sus pezones ni área púbica. Debe cuidarse en caso de que la superficie sobre la que se encuentra parada se torne resbaladiza debido a los aceites que contienen los exfoliantes.

Si está aplicándose un exfoliante en la cara, es una buena idea que lo haga frente a un espejo para que pueda controlar que tan cerca de los ojos y boca llega, ya que debe evitar aplicarlos en ambas áreas.

Deje que el exfoliante actúe en la piel durante unos pocos minutos, de esta manera, esta absorberá sus nutrientes y virtudes, luego enjuáguela bien con agua fría. No restriegue el exfoliante, ya que puede raspar y dañar la piel, asimismo, asegúrese de que no deja ningún residuo del exfoliante sobre su cuerpo, ya que el azúcar puede causar irritación e incluso infecciones micóticas si permanecen residuos en algún pliegue, tal como los de sus brazos o la parte posterior de sus rodillas.

Seque su piel suavemente, dándole palmaditas con una toalla y teniendo cuidado de no tirar de ella. Termine la experiencia de mimos suavizando la capa de piel recién expuesta aplicándole una crema hidratante o crema corporal de buena calidad para mantener su apariencia juvenil y maximizar su renovada elasticidad.

Un cuidado óptimo de la piel implica realizarse una exfoliación por semana o quincena. Las exfoliaciones a base de azúcar son adecuadas para cualquier tipo de piel, e incluso las personas con las pieles más sensibles no deberían experimentar irritaciones si siguen el proceso y las recetas de exfoliantes para pieles sensibles cuidadosamente. Puede esperar un leve enrojecimiento irregular de la piel durante unas horas después de haberla exfoliado, pero este debe desaparecer a medida que la nueva capa de piel se acostumbre al ambiente.

Así como una crema hidratante, si va a estar a la intemperie es recomendable proteger la piel exfoliada mediante el uso de un protector solar para proteger a su piel de daños. Los exfoliantes son especialmente beneficiosos durante los meses de invierno, cuando la piel está más susceptible a las duras condiciones de un clima seco.

¿Por qué no enciende unas cuantas velas y pone música suave para convertir su momento de exfoliación en su baño en una sensual experiencia de Spa.

Naturalmente Dulces

La piel es nuestra barrera externa, la primera línea de defensa contra fuerzas exteriores, sus funciones son tan numerosas como complejas; nos protege de perder excesiva agua, controla nuestra temperatura, nos proporciona aislamiento y transmite las sensaciones hacia nuestro cerebro. Cualquier daño severo en la piel permanecerá con usted durante el resto de su vida, y cualquier sustancia puesta directamente sobre ella será rápidamente absorbida por su cuerpo.

Teniendo en cuenta el papel fundamental y la naturaleza sensible de la piel, es sorprendente que la gente aplique sobre ella una amplia gama de toxinas que contienen los productos para el cuidado de la piel químicamente mejorados, tales como perfumes, jabones, lociones y geles de ducha.

En su lugar, usted debe mantener su régimen de belleza tan simple y natural como sea posible. Si es ingerida, el azúcar no es bueno para mantener la línea ni para los dientes, pero posee una combinación de triple poder que la convierte en un regalo del cielo para ayudarle a mantener una piel suave y sedosa.

1. Los pequeños gránulos del azúcar son un exfoliante natural, ya que si se frotan pueden remover las células muertas de la piel sin ser demasiado abrasivos. La sal es otra base común para los exfoliantes, pero sus granos suelen ser más ásperos y causan pequeñas heridas en la piel.

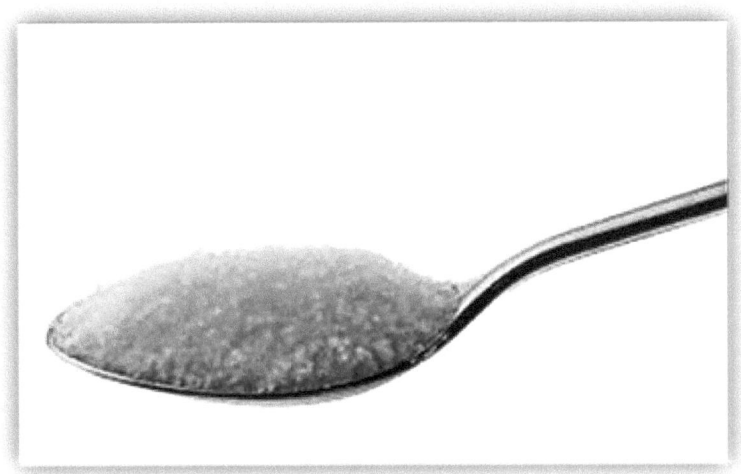

2. Tal como los romanos lo descubrieron, el azúcar también es un humectante natural; atrae activamente la humedad ambiental a la piel. No solo elimina suavemente las células muertas de la piel, sino que también la hidrata. La sal, por el contrario, tiende a remover los aceites naturales de la piel, sin reemplazar su humedad.

3. Finalmente, el azúcar es rico en ácido glicólico, esta maravilla tiene numerosos beneficios para la piel y a menudo se encuentra en costosos productos de belleza de venta libre. Se utiliza comúnmente para tratar la piel envejecida o dañada por el sol, ya que estimula la regeneración celular brindándole un aspecto más fresco y juvenil. El ácido glicólico también es particularmente beneficioso para aquellos que sufren de eccema o psoriasis, ya que reduce orgánicamente la inflamación y alivia la piel.

Mezclando el Exfoliante

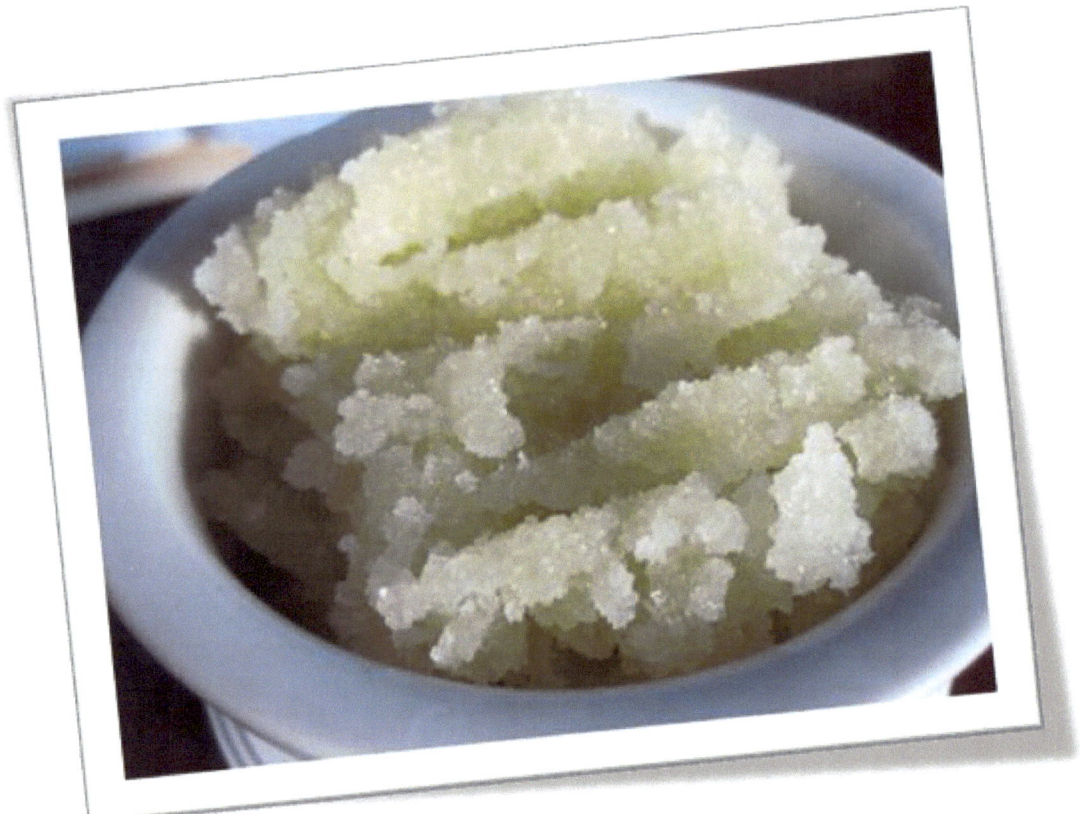

Receta Básica

Hacer su propio exfoliante orgánico a base de azúcar no podría ser más fácil: contiene tres ingredientes básicos en una relación de 2 a 1.

1. El primer y más importante componente, es el exfoliante, que hace el duro trabajo de eliminar las células muertas de la piel. Más suave que la sal, el azúcar ofrece cuatro niveles de aspereza y beneficios adicionales de hidratación para la piel.

2. El segundo elemento es el aceite portador, que permite la suave aplicación del exfoliante, asimismo, suministra ácidos grasos que mantienen la piel flexible y suave. Hay muchos tipos de aceites portadores, cada uno con sus propias y únicas ventajas.

3. La tercera parte clave son los aceites esenciales, que no solo le brindan la fragancia deseada, sino que también pueden mejorar su estado de ánimo mediante la aromaterapia, Las opciones son infinitas y están de acuerdo con sus preferencias personales y los requisitos de su piel.

Necesitará los ingredientes, un tazón de vidrio, una cuchara de madera y un recipiente hermético.

La receta clásica consiste en mezclar dos partes de azúcar con una parte de aceite portador. Mezcle el azúcar con el aceite portador en un recipiente de vidrio con una cuchara de madera para evitar cualquier reacción. Revuelva lentamente la mezcla hasta lograr una consistencia suave. Añada los aceites esenciales y mezcle todo una vez más. Cuando logre una consistencia que le permita formar una bola ligeramente húmeda sin que se desmorone a pedazos, llévela a un recipiente hermético. Almacénela en un lugar fresco, lista para mimarse cada vez que lo desee.

¡Es tan simple como eso!

Mientras que la receta fundamental no ha cambiado mucho durante los años, la diversión comienza con la experimentación: ¿prefiere usar azúcar blanca y fina o rubia y gruesa?; aceite esencial calmante de almendra, o astringente de avellana; ¿usar más azúcar o más aceite para obtener una consistencia diferente? Una vez que haya encontrado la fórmula perfecta para la base, entonces puede comenzar a experimentar agregándole ingredientes adicionales para mejorar su olor y color, o agregarle vitaminas para darse un placer verdaderamente único.

Un poco de polvo de hibisco puede agregarse a cualquier receta para crear un exfoliante de azúcar de color rosado o puede utilizar una o dos gotas de colorantes no tóxicos para alimentos o minerales de mica. Si utiliza cualquier sustancia alimenticia para colorear su exfoliante, úselo inmediatamente.

Si lee las letras pequeñas de los costosos exfoliantes comerciales azucarados que se venden en las tiendas, usted encontrará una gran variedad de conservantes, colorantes y aromatizantes. Es mucho mejor para su piel y bolsillo que use ingredientes puros para sacar obtener lo mejor de su exfoliante orgánico hecho en casa.

Tipos de Azúcar

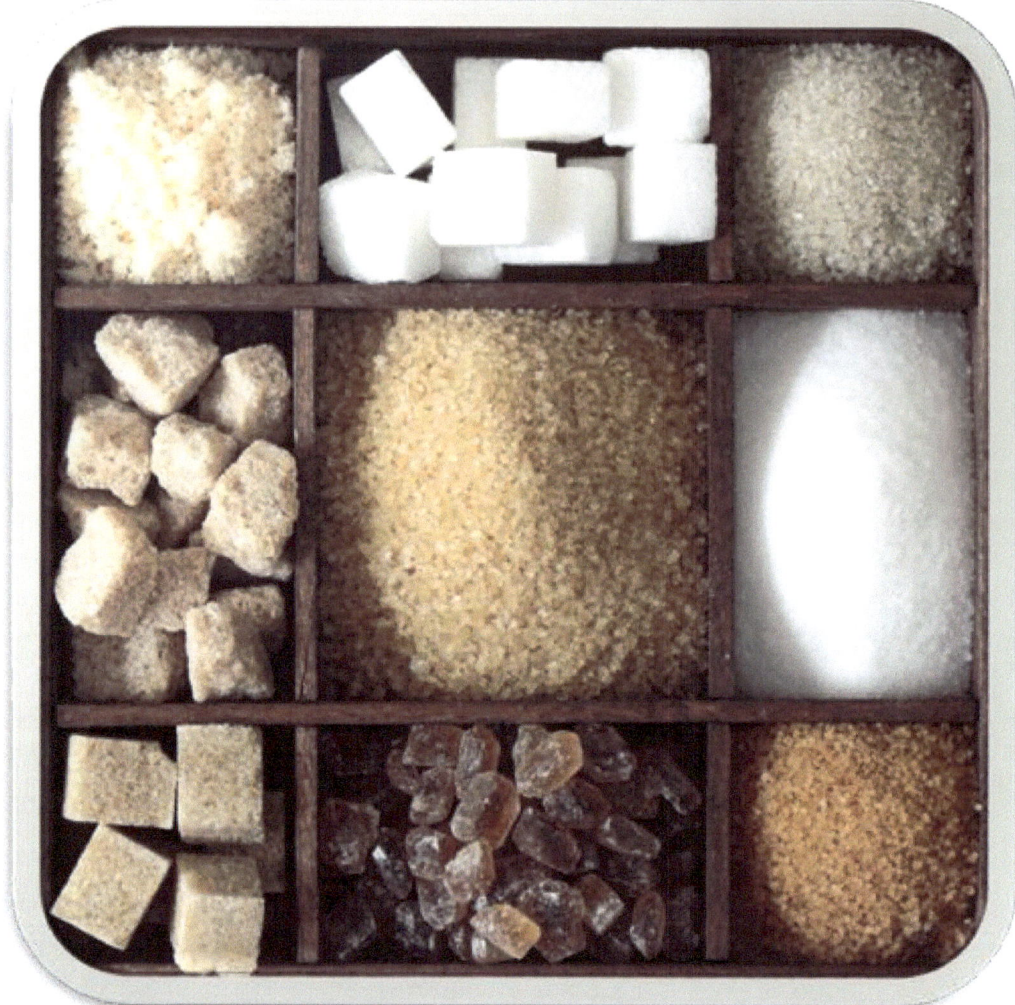

Existen numerosas presentaciones de azúcar granulada, distinguibles por el tamaño de sus cristales. En la industria alimentaria se usa una amplia variedad, pero existen cuatro principales presentaciones que se utilizan en las recetas de exfoliantes a base de azúcar, desde las más finas hasta las más gruesas: fina, morena, blanca, azúcar turbinado.

Azúcar Fina

La azúcar blanca fina 'regular' es el tipo de azúcar que se encuentra más comúnmente en el hogar. Sus cristales son pequeños, así que este exfoliante no será demasiado abrasivo y por lo tanto es conveniente para realizar exfoliaciones faciales o para las personas con piel sensible. El azúcar blanco no contiene demasiada humedad y permanece fluyendo libremente hasta que se empape con más aceite.

Azúcar Morena

La azúcar morena viene en variedades claras y oscuras, conserva algo de la melaza, lo que le brinda un sabor y olor distintivos. La versión más oscura tiene un olor más fuerte, la versión más clara es ligeramente más dulce. La azúcar morena también es suave y puede ser utilizada para realizar exfoliaciones faciales y para pieles sensibles, pero contiene más humedad que los azúcares blancos y es particularmente útil para las pieles muy secas o condiciones cutáneas tales como eccemas o psoriasis. Sea cuidadosa con la cantidad de líquido utilizado, ya que la azúcar rica en humedad puede convertirse con facilidad en una pasta más que en un exfoliante.

Azúcar Blanca

La azúcar blanca gruesa es, como su nombre lo indica, una variedad blanca con cristales más grandes. Un exfoliante a partir de esta azúcar funciona bien para alguien con piel seca y que se descama, brindando una exfoliación más profunda.

Azúcar Turbinado

La Azúcar Turbinado es una azúcar morena en bruto que solo ha sido parcialmente procesada. Ya que es muy gruesa, debe ser reservada solo para exfoliantes para el cuerpo y las recetas que la incluyan generalmente requerirán de más aceite. Este azúcar es un producto especializado y será más difícil de encontrar y mucho más costosa, pero podría valer la pena utilizarla para ser usada ocasionalmente.

Usted siempre puede mezclar cristales de diferentes tamaños para tener un exfoliante combinado.

Aceites Portadores

Un aceite portador simplemente es un aceite de base que se utiliza para mezclarse con el azúcar para que sea factible realizar un masaje en su piel. Existen una gran cantidad de aceites que pueden ser utilizados, y su elección se basará en su presupuesto, tipo de piel y preferencias personales. Cada aceite tiene su propia lista de beneficios, pero para obtener los mejores resultados utilice un aceite natural de buena calidad.

Los aceites obtenidos por prensado en frío se consideran la mejor variedad, ya que la fuente del aceite (frutas o semillas) son presionadas entre pesadas ruedas de molino o mediante maquinaria moderna para extraer su aceite. La temperatura se debe mantener fresca durante todo el proceso para conservar todo su sabor, aroma y vitaminas o contenido mineral. Sea cual sea el aceite que elija, guárdelo alejado del calor y la luz para conservar su frescura.

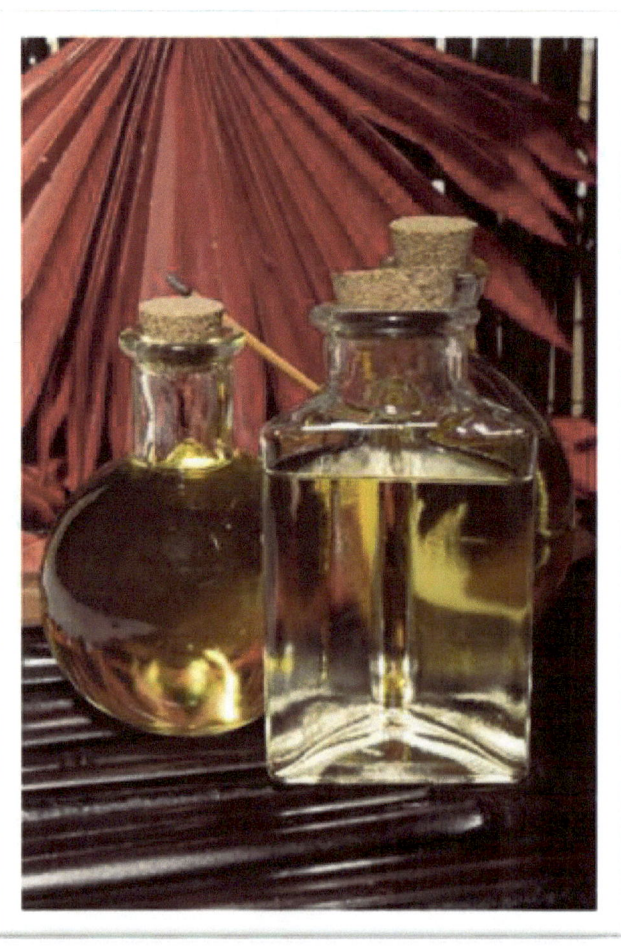

Aceite de Almendras – Calmante

Rebosante de vitaminas y proteínas, el aceite de almendras hace un aceite portador dulce y suave que puede aliviar la picazón de la piel seca. Es particularmente bueno para calmar la piel que está agrietada debido a un clima invernal severo.

Aceite de Albaricoque – Calmante

El aceite que se obtiene presionado las semillas secas de albaricoque tiene un aroma sorprendentemente parecido al de nuez y está lleno de ácidos grasos y vitaminas. El aceite de albaricoque es fácilmente absorbido por la piel y no la deja excesivamente grasosa. Las cualidades rehidratantes del aceite restauran su brillo natural y a menudo se utiliza para preparar bálsamos labiales y exfoliantes faciales.

Aceite de Aguacate – Reafirmante y Humectante

Irónicamente, el aceite producido al presionar las semillas del grasoso aguacate es reconocido como uno de los principales agentes reafirmantes y es utilizado en muchos tratamientos contra el envejecimiento. Los azúcares naturales contenidos en el aceite penetran profundamente en la piel, estimulando la formación de colágeno. El resultado es más una piel más plena, firme y juvenil. Es por esta razón que el aceite de aguacate se utiliza tan a menudo en las áreas que muestran signos más visibles de envejecimiento, tales como la cara y el cuello. Este aceite rico en vitaminas también es muy bueno para la piel extremadamente seca, ya que es fácilmente absorbido a través de sus capas para nutrir y sanar las zonas secas.

Aceite de Borraja – Curativo

La borraja es una flor silvestre de color azul en forma de estrella y el aceite se produce a partir de sus semillas. Los ácidos grasos naturales presentes en este aceite tienen un efecto antiinflamatorio sobre la piel y se ha demostrado que el aceite de borraja trata efectivamente las afecciones de la piel tales como eccema y psoriasis.

Aceite de Caléndula – Curativo

La flor de caléndula presenta unas increíbles cualidades curativas gracias a su aceite, el cual posee cualidades antiinflamatorias, antibacterianas y antisépticas. Este aceite relajante repara y restaura la piel seca, agrietada o irritada y trata los problemas tales como dermatitis y eccema.

Aceite de Zanahoria – Rejuvenecedor, Bronceador

Los palitos de zanahoria pueden o no ayudar a ver mejor en la oscuridad, sin embargo, lo que sí está comprobado es que las zanahorias producen un aceite portador muy poderoso. Este estimula el crecimiento de células nuevas y restaura naturalmente la elasticidad y apariencia juvenil de la piel. Asimismo es muy hidratante, ayuda a reducir los signos del envejecimiento y ayuda a la cicatrización de la piel seca y agrietada. Sin embargo, sus cualidades no se detienen ahí: el aceite de zanahoria no solo ayuda a proteger la piel contra el daño causado por los nocivos rayos ultravioletas del sol, sino que también profundiza su bronceado, ya que incrementa la producción de melanina.

Aceite de Cacao (Theobroma) – Protector

El aceite extraído de los granos de cacao no solo huele divinamente, sino que también ofrece a la piel sensible una protección natural contra los elementos. Forma una barrera repelente al agua para el medioambiente externo y ayuda a proteger la piel contra algunos de los dañinos efectos de los rayos del sol. El aceite de cacao también contiene polifenoles de cacao (CMP), los cuales pueden ayudar a tratar enfermedades de la piel tales como dermatitis y eccemas.

Aceite de Coco – Hidratante, Antimicótico

El nutritivo aceite derivado del coco crea una capa protectora sobre la piel, la cual bloquea la pérdida de humedad y previene la deshidratación de la piel. Esta cualidad protectora es perfecta para tratar la piel seca o agrietada, además el aceite de coco también sirve para tratar una serie de padecimientos cutáneos tales como acné, eccema, psoriasis y otras infecciones micóticas debidas a la presencia de muchos ácidos beneficiosos. El aceite de coco se presenta en una forma sólida que necesita ser calentada antes de ser usada, o en forma líquida como aceite de coco fraccionado, el cual es líquido a temperatura ambiente.

Aceite de Onagra – Hidratante

La alta concentración de ácidos grasos presentes en el aceite de Onagra le confiere el apelativo de "planta mágica". Es especialmente rico y puede hacer maravillas para recuperar la humedad natural de la piel en pieles secas. Los ácidos grasos esenciales también ayudan a combatir las causas de diversas afecciones de la piel tales como acné, rosácea y eccemas.

Aceite de Semilla de Uva – Reafirmante, Inodoro

Muchos aceites portadores pueden ser grasosos y hacer que los pisos de los baños se tornen resbaladizos, manchar toallas y exacerbar los problemas de las pieles ya grasas. El aceite de semilla de uva es uno de los aceites menos grasientos al tacto y tiene la ventaja agregada de ser inodoro, lo que permite que sus aceites de aromaterapia aromaticen adecuadamente su exfoliante. También es uno de los aceites antienvejecimiento más eficaces, con niveles naturalmente altos de vitamina E y antioxidantes que reafirman y alisan la piel. La irresistible combinación de sus cualidades tonificantes e hidratantes dejará su piel con un aspecto fresco y juvenil sin una sensación grasienta.

Aceite de Avellanas – Astringente

El aceite extraído de las avellanas es particularmente ligero y por lo tanto, fácilmente absorbido por la piel sin dejar un residuo grasoso. Este aceite rebosa de vitaminas y nutrientes, tiene propiedades antibacterianas y astringentes que ayudan a reducir naturalmente la producción de aceite de la piel, aliviando así las condiciones como el acné.

Aceite de Jojoba – Reafirmante, Hidratante

El aceite de jojoba se considera a menudo como el rey de los aceites portadores, ya que posee numerosos beneficios. Es rico en vitamina E, antioxidantes y similar a los aceites naturales de su cuerpo, lo que hace que la jojoba sea un socio perfecto para el cuidado de su piel. El poderoso aceite reafirma y alisa la piel, reduciendo las líneas profundas, arrugas y estrías. La presencia de la vitamina E no solo actúa como un excelente emoliente, sino que también extiende la vida útil de su exfoliante ya que no se oxidará tan rápido. Usted podría agregar 10 % de aceite de jojoba a cualquier receta para obtener estos beneficios.

Aceite de Nuez de Macadamia – Antienvejecimiento

En muchos aspectos el aceite de macadamia es la respuesta a la eterna búsqueda por tener una piel más joven. Este aceite contiene ácidos claves que no solo disminuyen la tasa a la cual se deteriora la piel, sino que incluso puede comenzar a eliminar los signos de envejecimiento. Es un aceite ligero que no deja la piel con una sensación grasosa y ayuda a mantener la humedad natural de la piel.

Aceite de Oliva – Reafirmante

Para tener el mejor aceite de oliva, elija el "extra virgen" para asegurarse que ha sido prensado en frio a partir de aceitunas recién cosechadas. Está lleno de antioxidantes, este aceite no solo hidrata y reafirma la piel, sino que también la recubre y protege de la deshidratación. Tiene excelentes beneficios anti-envejecimiento y nutritivos que dejan la piel suave.

Aceite de Granadilla – Antiinflamatorio

El olor cítrico del aceite de semillas de granadilla posee muchos beneficios para la salud de la piel. Como con la mayoría de los aceites, es nutritivo y dejará la piel suave y elástica, asimismo, el aceite de semillas de granadilla también tiene un efecto antiinflamatorio y calmante sobre la piel adolorida, así como propiedades relajantes y antiespasmódicas.

Aceite de Rosa Mosqueta – Reducción de Cicatrices

Cuando los pétalos de una rosa se caen, asumimos que la vida de la flor ha terminado, pero sus vainas llenas de semillas son conocidas como rosa mosqueta y producen un maravilloso aceite. Es rico en vitamina C y eficaz para la regeneración del tejido y reducción de los efectos visibles de las cicatrices, quemaduras y arrugas. Asimismo, rehidrata la piel y mejora la piel seca o envejecida.

Aceite de Cártamo – Hidratante, Ligero

Extraído de las semillas de la planta de cártamo, este aceite es nutritivo y particularmente ligero, permitiendo que sea fácilmente absorbido. Este aceite portador es ideal e hidrata la piel sin dejarla grasosa y es eficaz para la recuperación de condiciones tales como la sequedad y la piel escamosa. La consistencia de este aceite lo hace adecuado para ser aplicado en la cara y asimismo tiene propiedades que previenen el acné.

Aceite de Sésamo – Elasticidad

El aceite de sésamo es casi inodoro y actúa como un buen aceite portador, sobre todo si usted está buscando usar un aceite esencial para aromaterapia. Proporciona una capa protectora sobre la piel y actúa como un filtro solar natural, asimismo, también puede ayudar a reparar cualquier daño causado por el sol. Las semillas están llenas de cinc, el cual promueve la producción de colágeno y ayuda a que la piel recupere su elasticidad.

Aceite de Girasol – Hidratante

El contenido de vitamina E del aceite de girasol es extremadamente alto, lo que deja la piel suave y sedosa y ayuda a mantener su humedad natural. También la protege contra el daño causado por el sol y repara las imperfecciones tales como cicatrices.

Aceite de Germen de Trigo – Antioxidante

El aceite extraído del corazón de trigo tiene un olor fuerte y consistencia espesa, así que es mejor mezclarlo con otro aceite portador. Es un antioxidante natural, así que ayudará a extender la vida útil del exfoliante, y es rico en ácidos grasos y vitamina E, lo que lo convierte en una excelente opción para la piel seca y dañada.

Aceites Esenciales - Aromaterapia

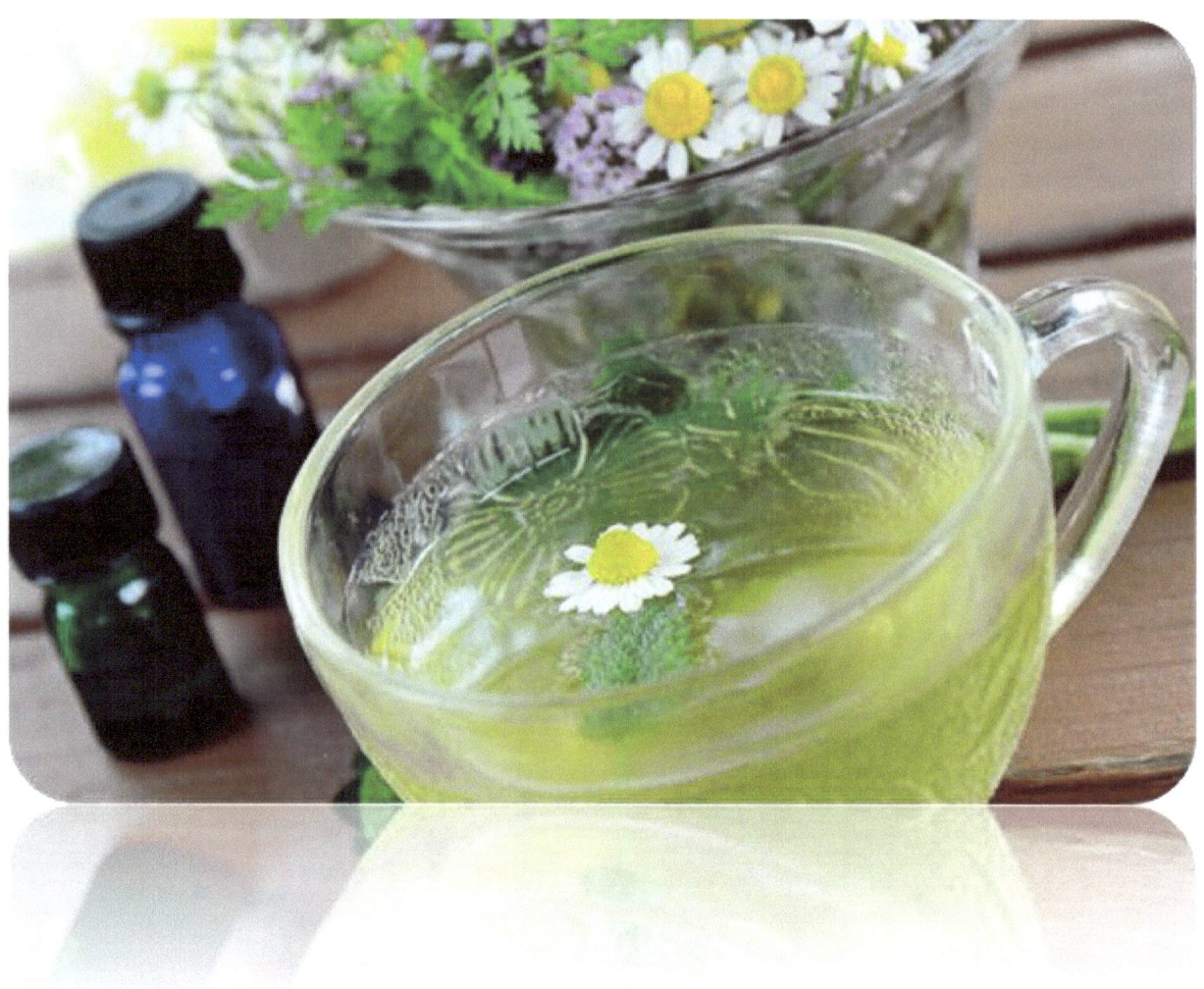

Si desea agregar un aroma agradable a su exfoliante y brindarle propiedades de aromaterapia, le brindará algunas propiedades benéficas adicionales, tales como mejorar su estado de ánimo. Esto se logra agregando a la mezcla aceites esenciales (vea la Tabla de Estado de Ánimo y Plan de Tratamiento para ver algunas sugerencias).

Los aceites esenciales son producidos por destilación de cualquier parte de una planta, pero producir una botella de aceite esencial literalmente toma cientos de kilos de material. Por ello es por lo que una pequeña botella de su aceite esencial favorito no será barata. Sin embargo, la inversión valdrá la pena, ya que está tan concentrado que solo necesitará de una pequeña cantidad cada vez y le durará por lo menos cinco años (excepto los aceites cítricos), o en algunos casos, incluso hasta diez años si lo mantiene en un lugar fresco y oscuro.

Tenga cuidado de no usar nada que este etiquetado como "aceite perfumado", "aceite aromático" o incluso "fragancia natural" ya que tendrá compuestos químicos que pueden ser perjudiciales para su piel. En su lugar, asegúrese de elegir aceites naturales de la planta, que siempre se deben mezclar con un aceite portador.

Usted puede probar su sensibilidad a los aceites esenciales mezclando una gota del que desee usar con media cucharada del aceite portador y frotando la mezcla en la parte interior de su brazo. Si no desarrolla ningún enrojecimiento o picazón después de unas cuantas horas, puede usar el aceite en un exfoliante. Cualquier planta o semilla a la que usted sea alérgico cuando la come también le provocará una reacción alérgica cuando se utilice sobre la piel, así que debe evitar estos fuertes aceites esenciales.

Los aceites esenciales son fácilmente absorbidos por el cuerpo y presentan una gran variedad de beneficios adicionales para la salud, comúnmente poseen grandes propiedades antibacterianas, antimicóticas y antivirales. Sin embargo, *algunos aceites esenciales deben ser evitados si está embarazada o enferma, incluyendo (pero no exhaustivamente) el de anís, madera de cedro, manzanilla, canela, amaro, clavo de olor, jengibre, jazmín, limón, nuez moscada, romero y salvia.*

Algunos aceites esenciales tienen efectos de aromaterapia sobre diferentes problemas los cuales se enumeran a continuación, sin embargo, vea la Tabla de Humor y Plan de Tratamiento para saber exactamente lo que cada planta puede hacer por usted.

Geranio

Además de equilibrar su humor, el aceite de geranio ayuda a atenuar la secreción de la piel aceitosa, que puede ser propensa al acné y parecer opaca y sin vida.

Neroli

El dulce olor a miel del aceite de neroli es un aroma cálido y posee propiedades curativas, alentará la regeneración de la piel, y puede suavizar cicatrices y estrías.

Manzanilla

Si busca un aceite propiedades relajantes, el aceite extraído de la manzanilla calmará hasta la piel más inflamada y se usa para tratar el acné, eccemas, erupciones, dermatitis, piel muy seca y reacciones alérgicas. Además, promueve la regeneración celular para reparar la piel dañada.

Romero

Este sabroso aceite vegetal se utiliza con eficacia para tratar afecciones cutáneas tales como acné, dermatitis y eccema, así como para calmar cualquier inflamación o hinchazón.

Árbol del Té

Las propiedades antimicóticas del aceite del árbol de té secarán la piel y tratarán problemas tales como los abscesos, erupciones, acné y pieles muy secas.

Textura

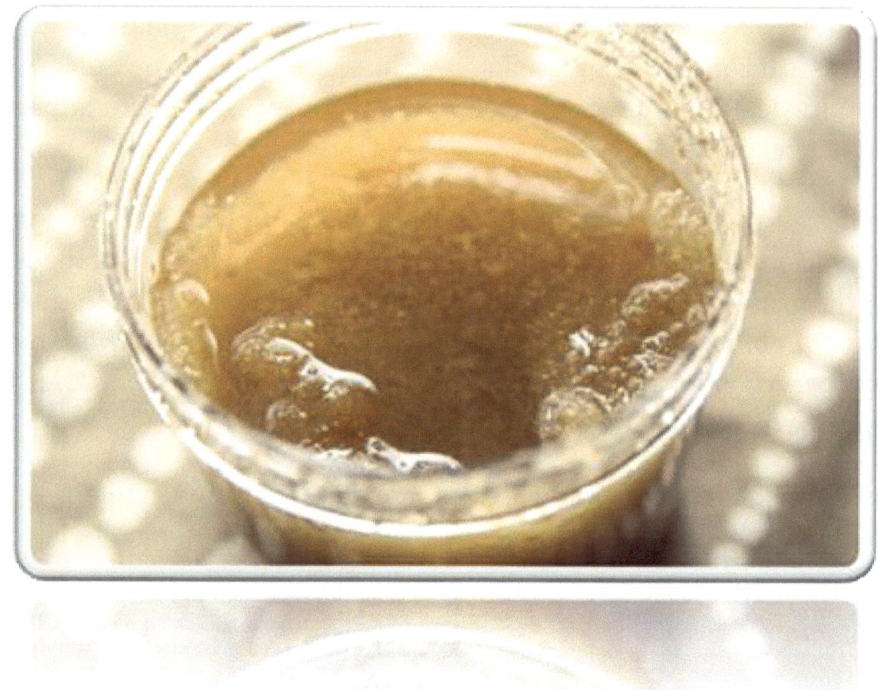

La textura de su exfoliante preferido puede modificarse para adaptarse a su preferencia cambiando la proporción entre el azúcar y el aceite, asimismo, pueden usarse aceites más ligeros para dejar menos residuos. Sin embargo, a algunas personas todavía no les gusta el hecho de que los ingredientes de los exfoliantes hechos en casa tienen la tendencia a separarse con el tiempo y, cuando se utilizan, pueden dejar una mancha de aceite en el piso de la ducha o bañera. Hay un par de maneras de superar estos problemas, algunos de los cuales involucran métodos de mezcla ligeramente más complicados.

Glicerina y Jabón Líquido

La glicerina es un líquido incoloro e inodoro basado en azúcar, que puede ser utilizado como una alternativa del aceite portador en su receta preferida. Agregar glicerina eliminará los residuos aceitosos y sirve de base ayuda a unir los ingredientes.

Sin embargo, es un líquido espeso y puede ser muy pegajoso, así que solo debería reemplazar la mitad del aceite con glicerina o asegurarse de enjuagarse más después de que limpie el exfoliante. mantenga en mente que la glicerina es un poderoso humectante y mientras atrae la humedad del aire hacia la piel, también puede llevarse la humedad de su piel; razón por la cual debería mantener bajas las cantidades.

Alternativamente puede usar un jabón de Castilla, el cual es un jabón líquido hecho a partir de aceites vegetales. No tiene ningún aditivo químico, así que es totalmente biodegradable y respetuoso. Esto agregará un elemento espumoso que formará una espuma para hacer una exfoliación exuberante.

Terrones de Azúcar Exfoliantes

Si tiene un poco más tiempo y arte y quiere hacer desaparecer algunos desastres que vienen del uso de exfoliantes caseros, puede invertir en fabricar sus propios cubos de azúcar exfoliantes. No solo se ven hermosos, sino que proporcionan todas las ventajas de los exfoliantes de aceite sin los problemas de los aceites y vienen en porciones individuales. También son más fáciles de trasportar así que usted puede disfrutar de su exfoliante lejos de casa.

Además de los ingredientes y equipos necesarios para hacer el exfoliante normal, necesitará una balanza, una jarra medidora, una bandeja para cubos de hielo o envase de plástico y derretir y verter jabón. Asegúrese de que tiene todo a mano, ya que todo ocurrirá muy rápido...

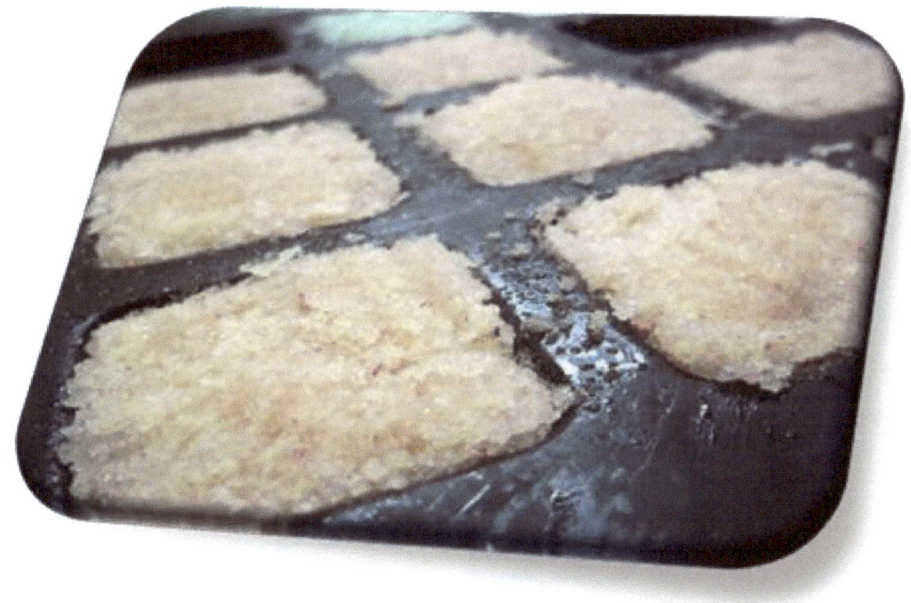

Receta de los Cubos de Azúcar Exfoliantes

2 partes de azúcar

1 parte de aceite portador

1 parte de jabón de base derretido y vertido

El aceite esencial de su elección

- Derrita y vierta el jabón en un tazón o jarra de vidrio

- Derrita el jabón en el microondas durante aproximadamente 20 a 30 segundos y revuelva
- Agregue aceite esencial y cualquier colorante
- Añada el aceite y mezcle
- Añada el azúcar y revuelva rápidamente hasta que se combine totalmente
- Vierta inmediatamente en el molde antes de que se solidifique
- La mezcla tomará aproximadamente una hora para que su temperatura disminuya a la del ambiente
- Cuando el exfoliante esté listo, simplemente haga salir los cubos hacia fuera si ha utilizado una bandeja para cubos de hielo
- Si utilizó un recipiente de plástico, haga caer el bloque y córtelo del tamaño y número de piezas que desee o utilice un formador de bolas de melón para crear pequeñas bolas de exfoliante.

Estas porciones individuales pueden ser guardadas para su uso personal o envasadas como un bonito regalo.

Exfoliantes de Azúcar Batida

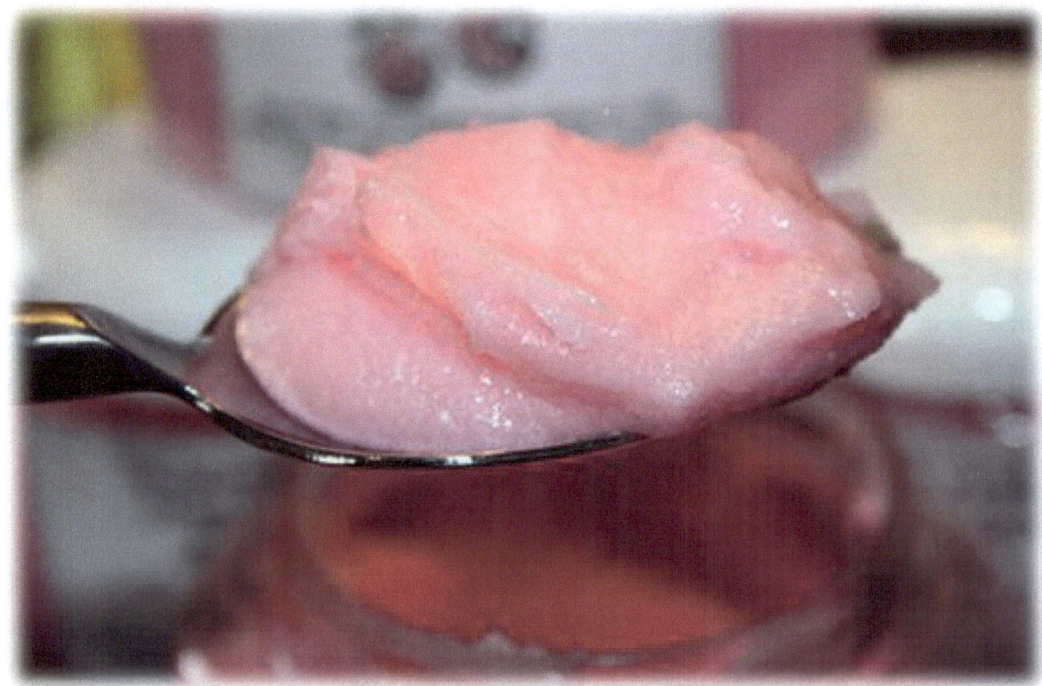

Si realmente quiere mimarse o impresionar a sus amigas, puede hacer un exfoliante de azúcar batida. Este método produce una textura espumosa realmente suntuosa que casi se derrite en las manos y suaviza su cuerpo con una cremosa espuma mientras que exfolia sin dejar residuos oleosos en su piel.

El equipo adicional que necesitará para este lujoso exfoliante es una batidora de mano; los ingredientes cambian ligeramente y las recetas varían enormemente. La clave es probar una variedad y crear sus propias recetas. Una cucharada de almidón de maíz o arruruz puede ayudarle a espesar la mezcla y hacerla menos grasa.

Receta del Exfoliante de Azúcar Batida

1 taza de azúcar

½ taza de aceite portador

1 cucharada de agua

Aceite con vitamina E

Aceites esenciales

- Agregar el aceite portador, azúcar y agua en un tazón y batir hasta que la mezcla esté ligera y esponjosa
- Añadir aceites de vitamina E y esenciales y mezclar bien
- Colocar el exfoliante con una cuchara en un frasco de boca ancha

Almacenamiento de los Exfoliantes

Los exfoliantes de azúcar hechos en casa deben mantenerse dentro de un recipiente hermético y en un lugar fresco. Usted puede usar un Tupperware de su cocina y ocultarlo de la vista. O podría presentar su exfoliante orgullosamente como una obra de arte profesional en un recipiente bellamente decorado.

Tiempo de Conservación

Ahora que ha preparado su delicioso exfoliante, probablemente se está preguntando cuánto tiempo va a durar. Los exfoliantes hechos en casa no tienen conservantes químicos y por lo tanto tienen una vida útil limitada, así que siempre tome las siguientes precauciones:

- Compruebe que a su exfoliante no le ha crecido moho ni que huela mal antes de usarlo;
- Prepare solo tanto como crea que va a utilizar en los próximos meses; y
- Asegúrese de que usa su exfoliante regularmente, en beneficio de su piel, así como usarlo antes de que se deteriore.

También hay algunas cosas que usted puede hacer para mejorar la longevidad de los exfoliantes.

Evite el agua

Puede sonar contradictorio evitar el agua cuando se usa un exfoliante corporal para el baño, pero si introduce agua en el exfoliante incrementará las posibilidades de que le crezca moho rápidamente. Una manera fácil de evitar esto es mantener el exfoliante en algún lugar fresco (el refrigerador es ideal) y sacar solo la cantidad que va a necesitar en un plato pequeño para su uso inmediato. De esta manera, no contaminará todo el lote. Por este motivo se recomienda siempre que almacene el lote principal en un recipiente de boca ancha para facilitar el acceso y que use una cuchara y recipiente de un tamaño adecuado. Los terrones o bolas de azúcar exfoliantes son una manera obvia para resolver este problema.

Añadir Conservantes

La adición de vitamina E, o aceites portadores particularmente ricos en antioxidantes, disminuirá la velocidad con la que el exfoliante se vuelve rancio. Otros buenos agentes preservantes son el extracto de aceite de romero y de semilla de pomelo. Para tener un preservante más fuerte, trate de usar Germall Plus líquido, el cual combate las bacterias que florecen en los productos a base de agua. Por el contrario, los aceites portadores a base de nueces tienden a descomponerse más rápido, así que úselos rápido y para pequeños lotes.

Envases

Los exfoliantes deben mantenerse en un contenedor de vidrio o envase de plástico hermético para evitar su descomposición. A pesar de que los envases de vidrio pueden verse más bonitos, las opciones de plástico son mejores para ser usadas en el baño, ya que manipular un frasco de pesado vidrio con las manos resbalosas puede fácilmente llevar a roturas o a un accidente.

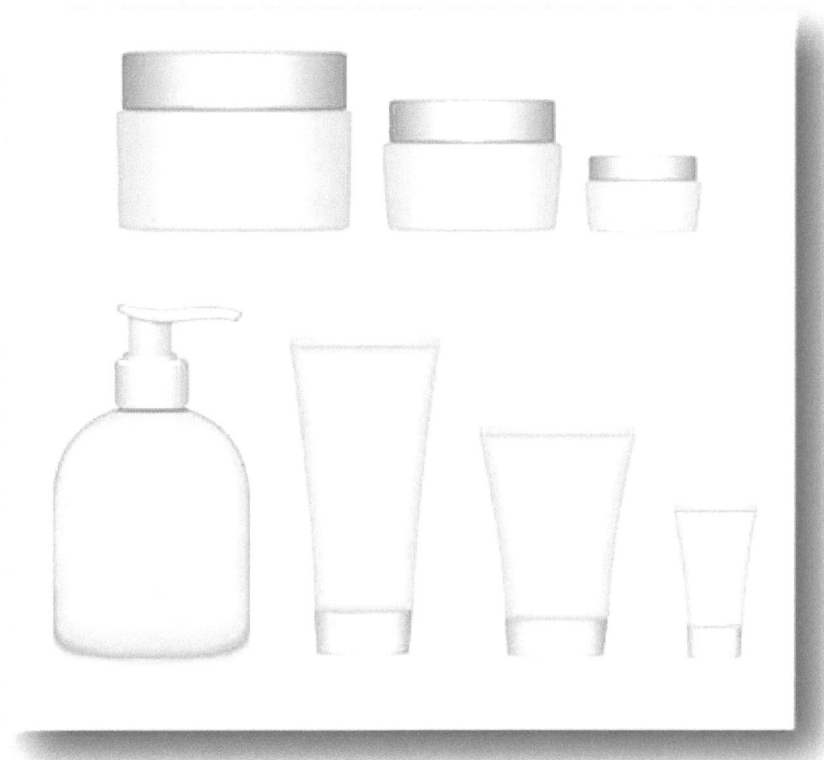

Envases de plástico para cosméticos

Si usted está almacenando su exfoliante lejos del baño, existen muchas opciones de envases de vidrio que se adaptarán a su estilo, siempre y cuando usted elija uno con una tapa hermética. Busque envases de boticarios, de conservas, de dulces, de velas; usted podría elegir envases de boticarios apilables en caso de que desee almacenar varios exfoliantes diferentes a la vez; o busque frascos para recuerdos de bodas, frascos soperos o para almacenar especias.

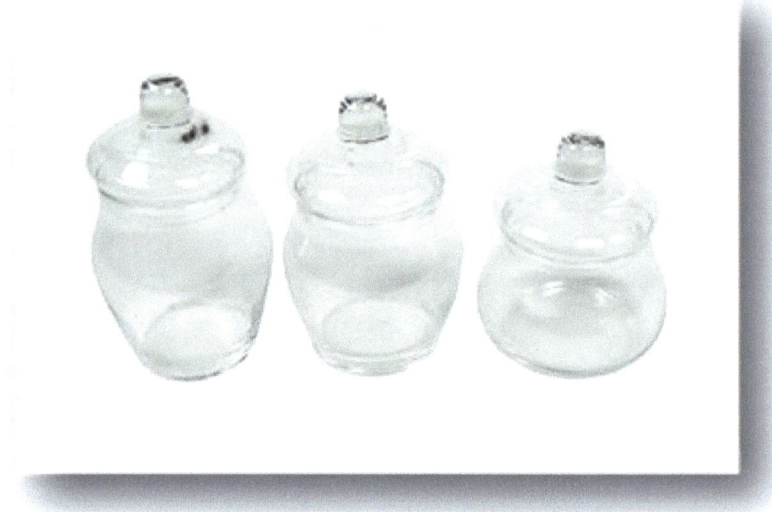

Frascos de Boticario

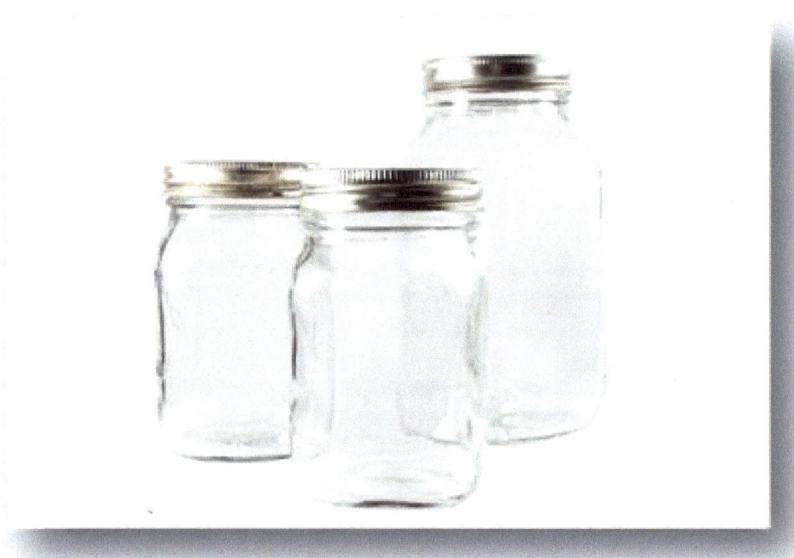

Frascos para Envasar Productos Alimenticios

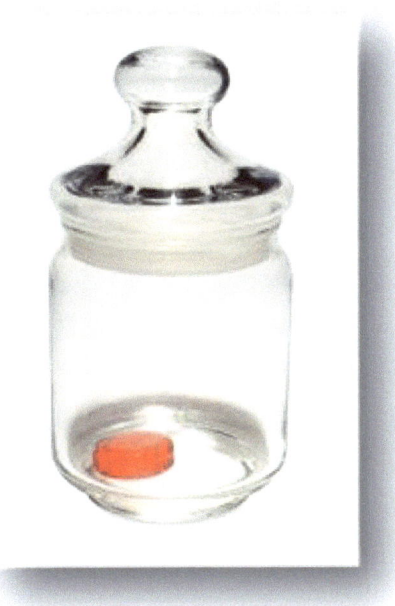

Frascos de Caramelos

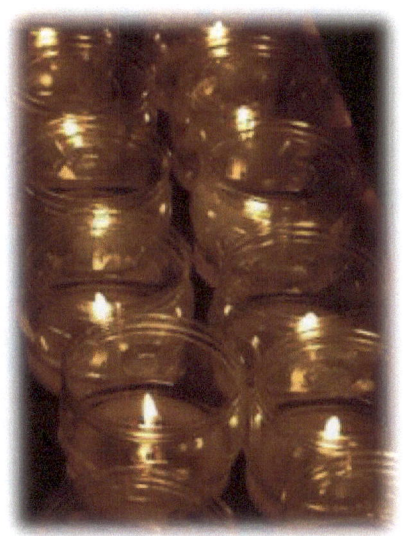

Envases para velas

Los lugares que venden artículos de baño y cocina son un buen lugar para buscar envases, ya que ofrecen una gama de contenedores, o si desea algo único podría explorar las tiendas locales de antigüedades o tiendas de caridad. Hay muchos sitios web de donde elegir, tales como www.Jarstore.com, www.aplaceforeverything.co.uk y www.containerstore.com. Algunas marcas populares de envases incluyen Oggi, Crate & Barrell y Target; Ball ofrece una gama tintada que le ayudará a preservar sus aceites esenciales; y Spice and Tea (www.spiceandtea.com) incluso tiene un frasco con cuchara.

Para aquellas de ustedes que vivan en Australia www.newdirections.com.au es un fantástico sitio que ofrece aceites de aromaterapia, aceites portadores, hierbas, empacado... es una tienda donde encontrará todo.

Si quiere jugar a lo seguro en el baño y usar envases de plástico, entonces usted puede invertir en un par de inteligentes opciones de www.naturallythinking.com. Ellos también ofrecen envases con bombas que le podrían gustar si no le gusta el lío de los exfoliantes o simplemente puede usar una botella de condimento que se pueda presionar. Si desea un recipiente plástico pequeño para porciones individuales para el baño, podría usar una de las divertidas opciones de Sweet Flavor (www.sweetflavorfl.com).

Decoración

Tanto si el exfoliante es para usted misma o un regalo, vale la pena que se tome unos minutos para que darle una bella presentación. Cada exfoliante necesita una etiqueta que diga lo que es y cuando fue hecho. En lugar de simplemente pegar una pegatina blanca sobre el envase, ¿por qué no usar algunas etiquetas personalizadas impresas? No solo se ven bien, sino que también evitarán que la información se despinte o manche. Para tener una amplia gama de etiquetas de todos los colores y estilos que no salgan de su presupuesto intente la tienda www.myownlabels.com. Usted incluso podría decidir escoger etiquetas que se amarren del envase para darle a su trabajo una apariencia más profesional si está dando el exfoliante como regalo.

Para mejorar el acabado puede cubrir la tapa con un paño, tela de cáñamo o papel de estraza y amarrarlo con un listón, cuerda o incluso una simple banda elástica para mantenerlo en su lugar. Todo esto puede ser de un color que haga juego con su etiqueta y etiqueta colgante.

Juegos para Regalo

Si realmente quiere agasajar a alguien con un regalo especial hecho en casa, usted podría crear un juego de exfoliantes apropiados para la ocasión. Usted podría agregar a este juego productos adicionales que hagan juego, como una esponja vegetal, guantes de baño, almohadillas de baño, juegos para el cuidado de las uñas, sandalias de Spa, diademas, discos de música relajante, velas flotantes o incienso.

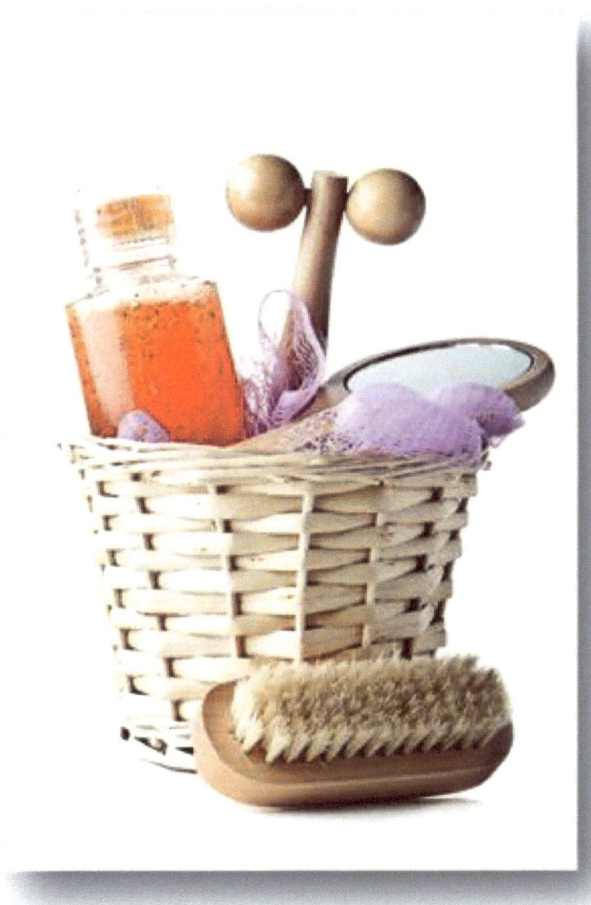

Usted podría hacer un juego de regalo por el día de la madre con su exfoliante a base de azúcar, un té de hierbas, un CD de música relajante y algunas velas perfumadas. O puede crear un romántico paquete con algunos cubos de exfoliante individuales, una mini botella de champaña, un guante de baño y algunos discos de música conmovedora.

Finalmente, piense en donde va a presentar su regalo, una cesta de mimbre, caja de madera, taza gigante, bolsa de lona reutilizable o bonita maceta cerámica. Si usted empaqueta su regalo en un contenedor no tradicional, podrá reutilizarlo y el destinatario pensará en usted cada vez que lo haga.

Recipes

A continuación, y para que comience, se enumeran una gran variedad de recetas de exfoliantes, algunas son clásicas y otras un poco más inusuales, pero la mejor manera de encontrar la mezcla ideal es experimentar con los ingredientes y texturas para conseguir la combinación perfecta para mimar su piel.

Clásico

Exfoliante Original de Azúcar

2 tazas del azúcar de su elección; gruesa para una limpieza más áspera, fina para las pieles sensibles o la cara

1 taza del aceite portador de su elección; para satisfacer las necesidades de su piel

Un par de gotas de aceite esencial para adaptarse a los requisitos de su estado de ánimo o piel

- Mezcle bien los ingredientes para formar una pasta arenosa
- Coloque la mezcla en un recipiente hermético de boca ancha
- Etiquete y feche su exfoliante
- Guárdelo en un lugar fresco y úselo en el lapso de un par de meses

Todas las recetas siguen estos pasos básicos, a menos que se indique lo contrario.

Para Piel Sensible

Si usted tiene la piel sensible, entonces lo mejor es que comience con una receta de exfoliante muy básico usando un azúcar fina. Pruebe el exfoliante en una área pequeña y discreta de su cuerpo y espere 24 horas. Si usted no tiene ninguna reacción, estará bien que lo use en todas partes. Entonces podrá agregar un nuevo ingrediente a la mezcla y repetir el proceso. Tenga cuidado para añadir los nuevos elementos uno a la vez para que usted pueda identificar el problema si tiene una mala reacción.

Algunos aceites esenciales tales como de lavanda, sándalo, madera de cedro y onagra son generalmente más gentiles con las pieles sensibles.

Si usted es alérgica a alguna sustancia alimenticia, también es probable que sufra algún tipo de reacción cutánea si usa el aceite extraído del alimento, así que si es alérgico a las nueces, evite los aceites portadores de nueces. Si está haciendo varios lotes de exfoliante para sus amigas, siempre etiquete los frascos indicando su contenido, así ellas sabrán si lo pueden utilizar.

Exfoliante para Piel Sensible

2 cucharadas de azúcar moreno

2 cucharadas de avena molida

1 cucharada de aceite de almendras

2 cucharadas de aloe vera

- Muela la avena en una licuadora hasta formar un polvo fino
- Mezcle todos los ingredientes en una pasta

La azúcar morena fina es hidratante y menos abrasiva; la avena es nutritiva e hipoalergénica; el aceite portador es suave y calmante; el aloe vera reduce el dolor y promueve la cicatrización.

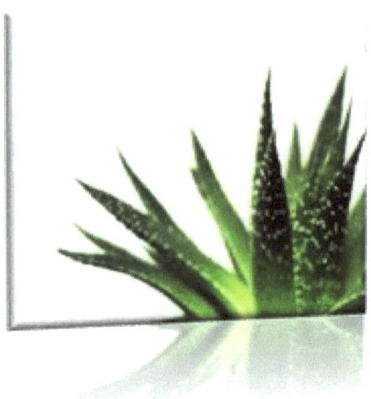

Exfoliante de Aloe Vera

1 taza de azúcar fina

1 taza de aceite de caléndula

2 cucharadas de gel de aloe vera

1 cucharada de aceite esencial de manzanilla

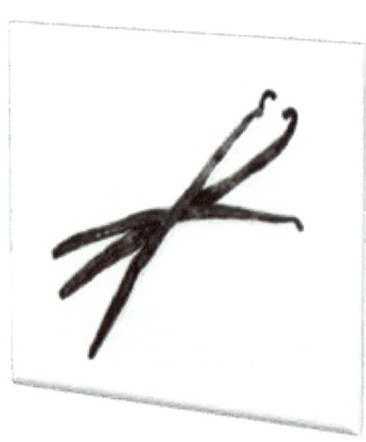

Exfoliante de Azúcar de Vainilla

1 taza de azúcar fina

½ taza de aceite de almendras

1 cucharada de miel

1 cucharada de vitamina E

½ cucharada de vainilla

Rápidos Exfoliantes de Cítricos

Exfoliante de Azúcar de Limón

2 tazas de azúcar blanca

1 taza de aceite de oliva extra virgen

4 cucharadas de jugo de limón

1 cápsula de vitamina E

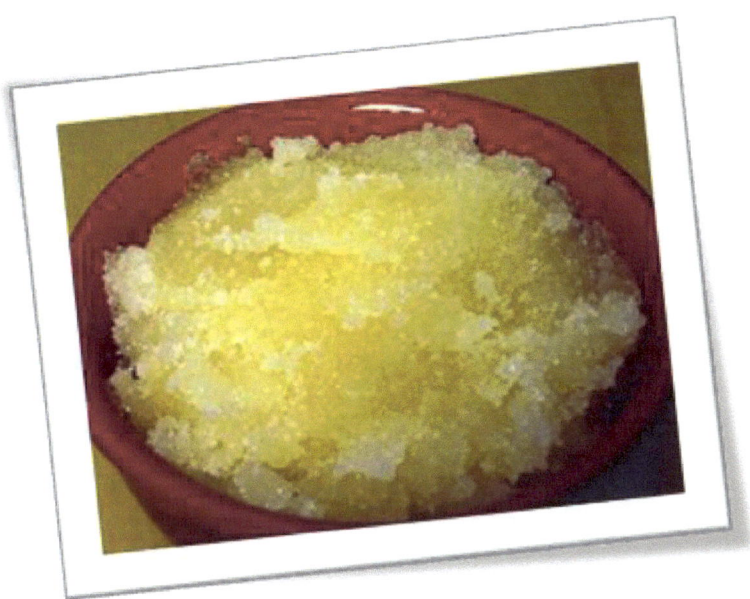

Exfoliante Azucarado de Explosión Cítrica

1 taza de azúcar

¼ taza de aceite de coco

¼ de taza de aceite de jojoba

10 gotas de cada uno de los aceites esenciales de limón, lima y naranja

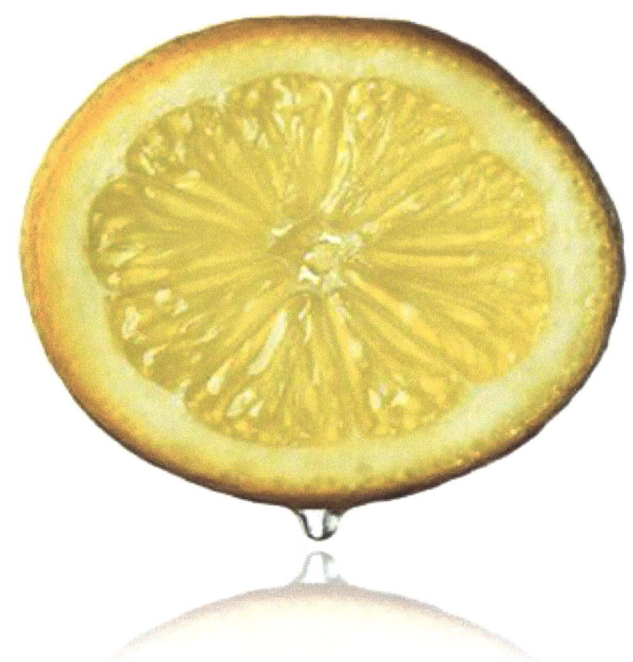

Exfoliante Cítrico de Azúcar Gruesa

2 tazas de azúcar turbinado

2 cucharadas de aceite de almendra

1 ½ cucharada sopera de glicerina

2 cucharadas de Zumo de Clementina

1-2 cáscaras de clementina ralladas

Exfoliante de Azúcar de Leche y Limón

1 taza de azúcar

2 cucharadas de aceite de oliva

Jugo de un limón

¼ de taza de leche

4 gotas de aceite esencial de limón

• Utilice inmediatamente, no lo almacene

Frescos Exfoliantes de Menta

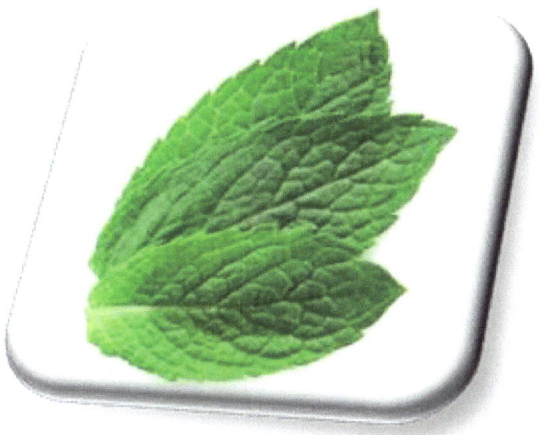

Exfoliante de Azúcar de Hierbabuena

2 tazas de azúcar

½ taza de miel

¼ taza de aceite de almendras

1 cucharada de aceite esencial de menta

Exfoliante Azucarado de Romero y Menta

2 tazas de azúcar

1 taza de aceite de coco

1 cucharada de aceite esencial de romero

1 cucharada de aceite esencial de menta

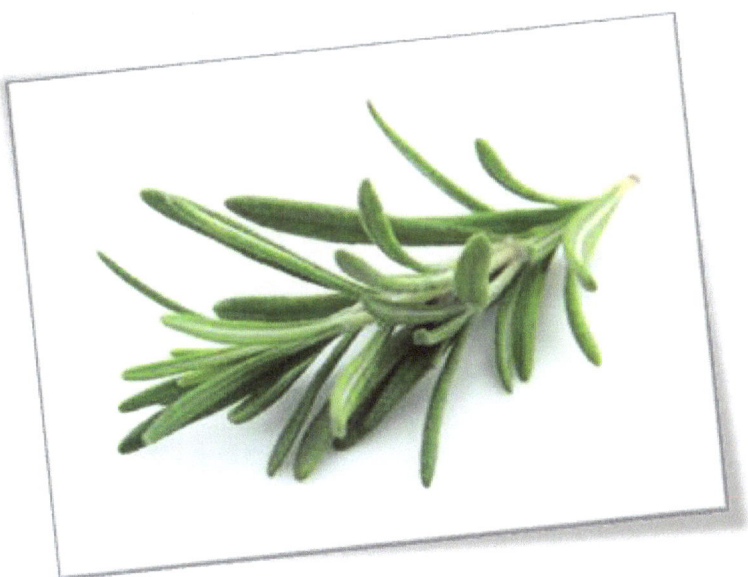

Cálidos Exfoliantes Invernales

Exfoliante Azucarado de Esencia de Navidad

1 taza de azúcar blanca

1 taza de azúcar morena

½ taza de glicerina

½ taza de aceite de cacao

1 cucharada de clavos molidos

1 cucharada de nuez moscada molida

½ cucharada de canela molida

Exfoliante Azucarado Choco Moca

1 taza de azúcar

½ taza de aceite de nuez de macadamia

1 cucharada de café molido

1 cucharada de cacao en polvo

1 cucharada de canela

½ cucharada de nuez moscada

Exfoliante de Azúcar Picante

1 taza de azúcar

1 taza de aceite de sésamo

2 cucharadas de clavos de olor molidos

2 cucharadas de cáscara de naranja rallada

1 cucharada de aceite esencial de rosa

Exfoliante Azucarado con la Especia de su Elección

½ taza de azúcar turbinado

½ taza de azúcar morena

¼ taza de aceite de coco

¼ taza de aceite de almendras

1 cucharada de jengibre, o especia de pastel de manzana o especia de calabaza

Exfoliante Azucarado Morena Relajante

1 taza de azúcar morena

½ taza de aceite de almendras

½ cucharada de aceite esencial de palo de rosa

½ cucharada de aceite esencial de lavanda

Exfoliantes de Café

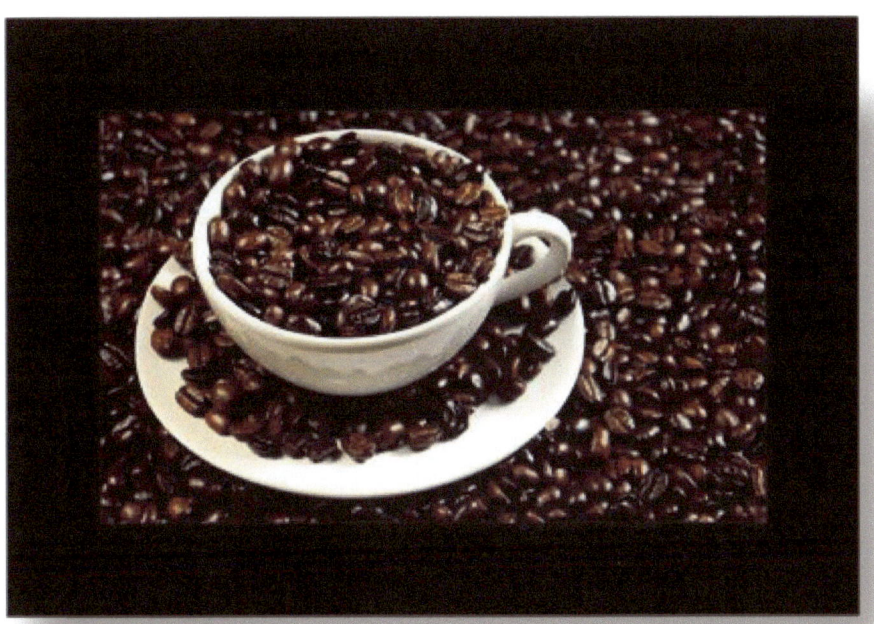

Exfoliante Azucarado para Levantarse e Irse

1 taza de azúcar turbinado

1 taza de café molido

1 cucharada de aceite de jojoba

2 cucharadas de aceite de coco

1 cucharada de aceite esencial de jengibre

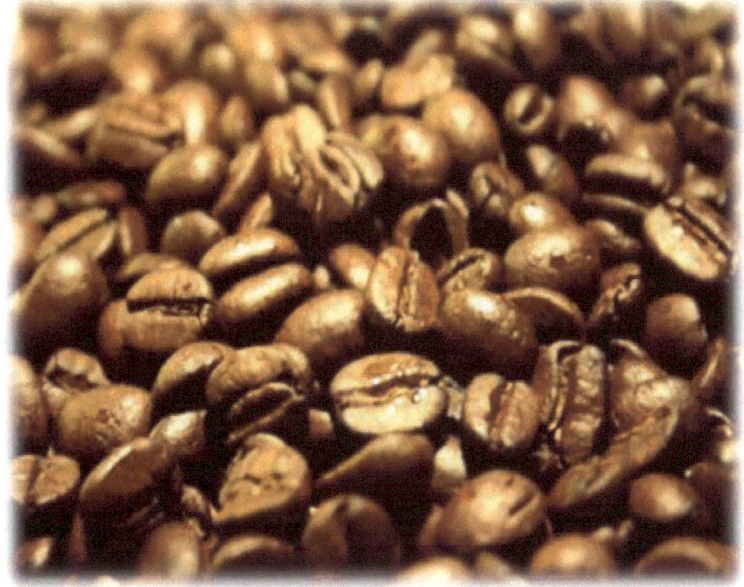

Exfoliante Azucarado Anti-Celulitis

1 ½ taza de azúcar turbinado

½ taza de café molido

½ taza de aceite de jojoba

½ taza de aceite de semillas de uva

1 cucharada de vitamina E

1 cucharada de aceite esencial de Salvia

1 cucharada de esencia de vainilla

Celestiales Exfoliantes de Miel

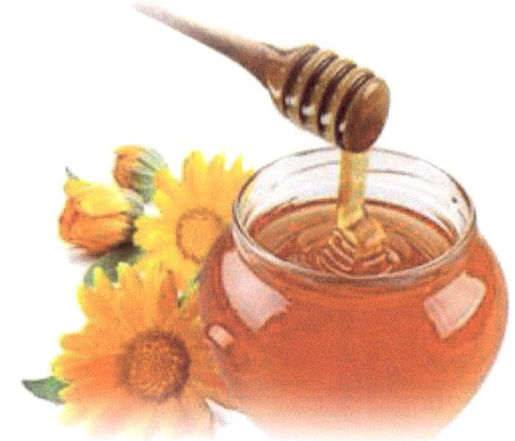

Exfoliante de Azúcar

1 taza de azúcar

¼ de taza de aceite de jojoba

1 cucharada de miel de abeja pura

½ cucharada de aceite esencial de naranja

½ cucharada de aceite esencial de ilang ilang

Exfoliante de Azúcar de Miel de Sésamo

2 tazas de azúcar

1 taza de aceite de sésamo

1 cucharada de miel

½ cucharada de jugo de limón

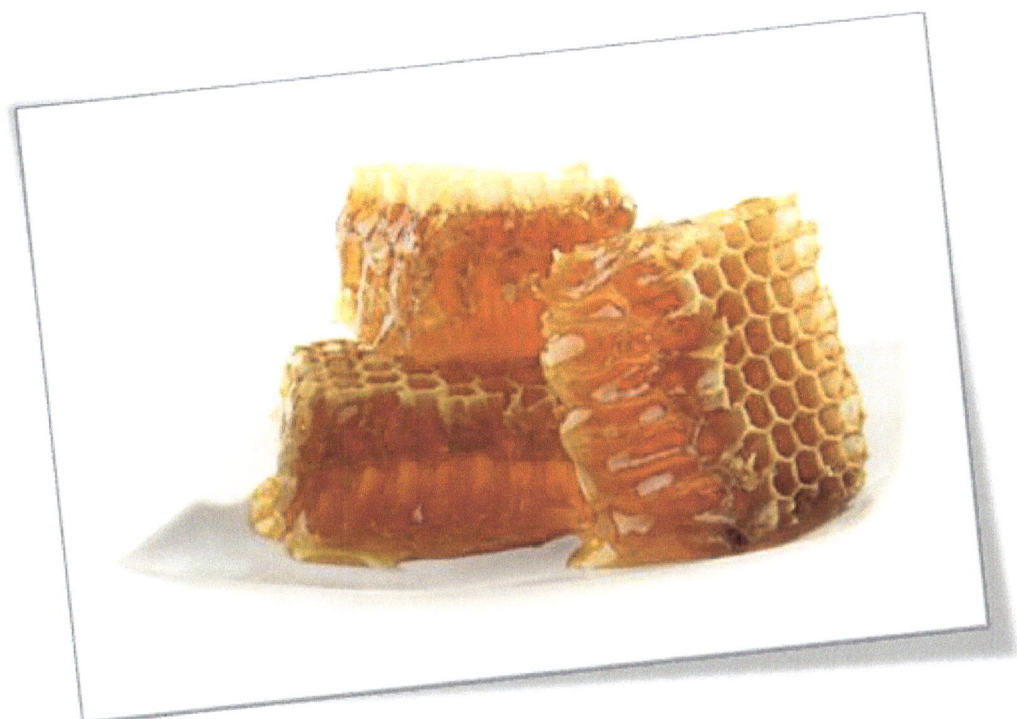

Exfoliante de Azúcar de Miel y Manzanilla

1 taza de azúcar

½ taza de miel

2 cucharadas de aceite esencial de manzanilla

Exfoliantes de Nueces

Exfoliante Azucarado de Almendras

1 taza de azúcar

1 taza de azúcar turbinado

1 taza de aceite de almendras

1 cucharada de vitamina E

Exfoliante Azucarado y Nuez

1 taza de azúcar

½ taza de almendra molida

½ taza avena molida

½ taza de aceite de almendras

½ taza de aceite de nuez de macadamia

1 cucharada de aceite esencial de Neroli

Deliciosos Exfoliantes de Vainilla

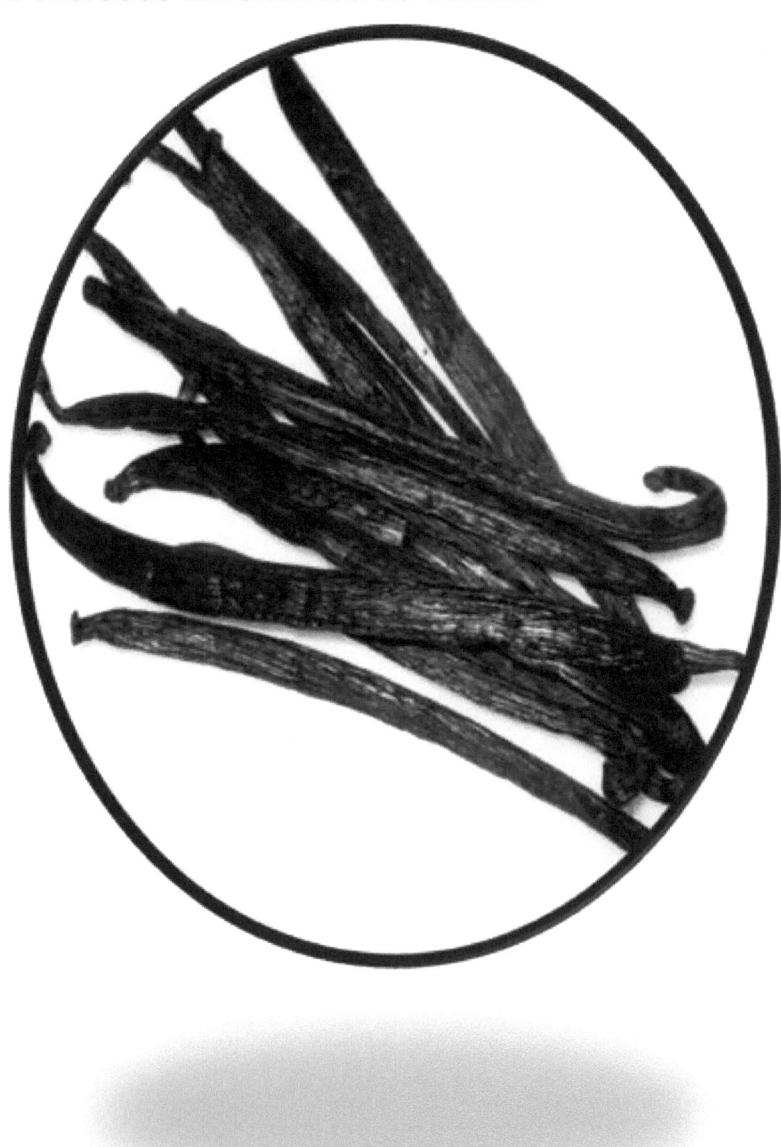

Exfoliante de Azúcar de Vainilla

½ taza de azúcar blanca

½ taza de azúcar morena

½ taza de aceite de semillas de uva

1 cucharada de aceite esencial de vainilla

Exfoliante Azucarado con Aroma a Vainilla

1 taza de azúcar

½ taza de sal

1 taza de aceite de semillas de uva

1 cucharada de aceites esenciales de menta o limón

Exfoliante Azucarado de Manzanilla y Vainilla

1 taza de azúcar

½ taza de aceite de jojoba

¼ de taza de miel

1 cucharada de aceite esencial de vainilla

1 cucharada de aceite esencial de manzanilla

Exfoliante Azucarado de Vainilla y Plátano

1 taza de azúcar

1 plátano maduro machacado

¼ de taza de aceite de jojoba

1 cucharada de aceite esencial de vainilla

- Puré de plátano aligerado con un tenedor
- Mezclar con los ingredientes para tener una consistencia espesa
- Utilice inmediatamente, no lo almacene

Exfoliantes de Azúcar para Áreas Específicas del Cuerpo

Exfoliante Azucarado de Limón para el Rostro

½ taza de azúcar fina

1 cucharada de aceite de onagra

1 cucharada de miel

½ cucharada de jugo de limón

Mascarilla Azucarada de Yogur para el Rostro

2 cucharadas de azúcar

3 Cucharadas de Yogur natural

- Utilice inmediatamente, no lo almacene

Exfoliante Azucarado Labial de Vainilla

1 cucharada de azúcar fina

1 cucharada de aceite de jojoba

Una gota de aceite esencial de vainilla

Exfoliante Azucarado para Frotarse las Manos

1 taza de azúcar

½ taza de aceite de almendras

½ cucharada de vitamina E

1 cucharada de romero fresco, una cucharada de lavanda y una cucharada menta

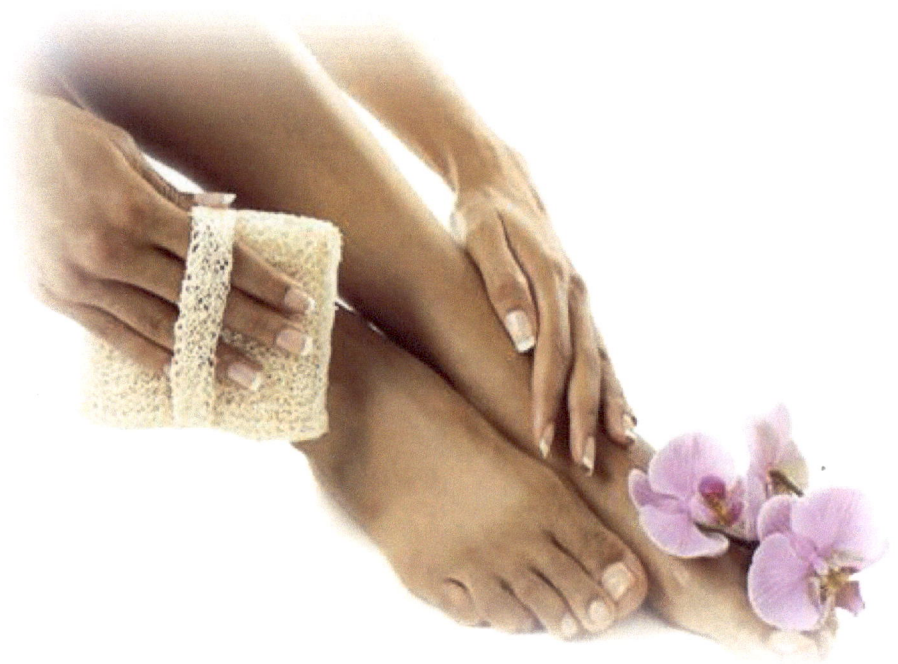

Exfoliante Azucarado de Hierbabuena

1 taza de azúcar turbinado

½ taza de aceite de jojoba

1 cucharada de aceite esencial de manzanilla

Exfoliantes de Cubos de Azúcar y Azúcar Batida

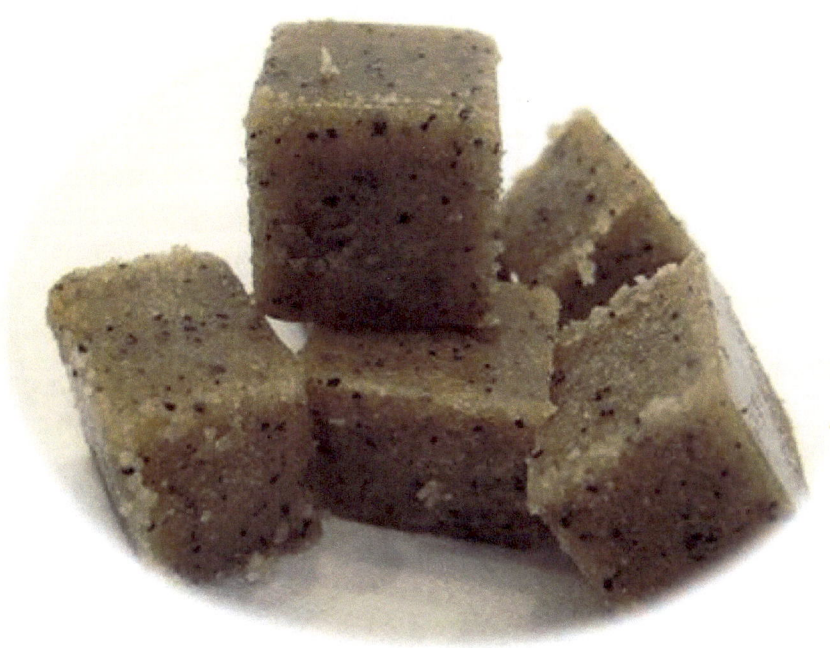

Cubos de Azúcar Morena

1 taza de azúcar morena

½ taza de jabón derretido y vertido

½ taza de aceite de aguacate

1 cucharada de miel

1 cucharada de aceite esencial

Exfoliante Azucarado de Vainilla Batida

1 taza de azúcar

½ taza de aceite de jojoba

½ cucharada de esencia de vainilla

  • Batir con una batidora hasta que esté espeso y cremoso

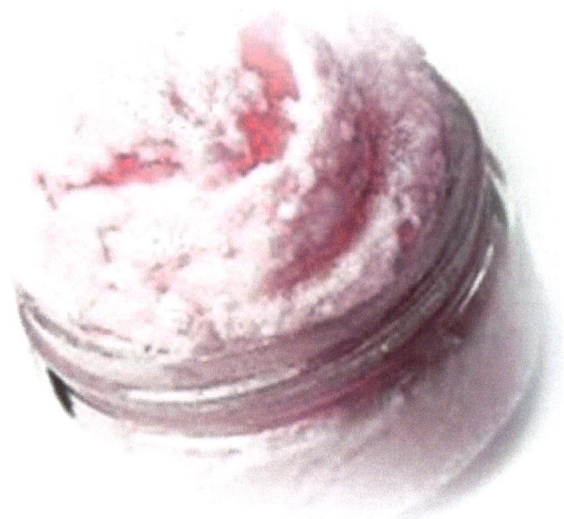

Exfoliante de Manteca de Karité Batida

1 taza de azúcar

½ taza de manteca de karité

¼ taza de aceite de almendras

½ cucharada de aceite de vitamina E

- Suavizar la manteca de karité en el microondas durante unos segundos
- Batir con una batidora hasta que esté espeso y cremoso
- Introducir lentamente el aceite de almendra por etapas, mezclar bien entre cada adición
- Añadir vitamina E y mezclar bien
- Introducir lentamente el azúcar en etapas, mezclando bien hasta llegar a la consistencia deseada

Mejoradores del Estado de Ánimo

Los aceites esenciales le añaden aroma al exfoliante y usted puede elegir su perfume favorito. O usted podría emplear un poco de conocimientos de aromaterapia para alterar su estado de ánimo y lograr el mismo efecto con su exfoliante.

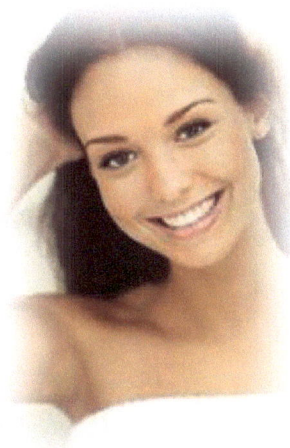

Refrescante – ¡Despiértame!

- Limón
- Naranja
- Pomelo
- Hierbabuena
- Jengibre

Creatividad – Inspírame

- Bergamota
- Limón,
- Incienso,
- Neroli
- Rosa
- Jazmín
- Clavos de Olor

Enfoque – Ayúdame a trabajar / estudiar

- Limón
- Basilio
- Bergamota
- Ciprés
- Limoncillo
- Romero
- Tomillo

Inspirador – Recógeme

- Jazmín
- Salvia
- Geranio
- Limón
- Naranja
- Pomelo
- Rosa
- Sándalo
- Ilang ilang
- Neroli

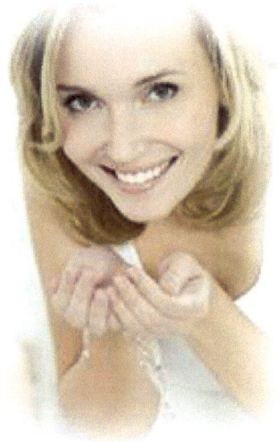

Alivio de estrés – Dame un respiro

- Jazmín
- Bergamota
- Manzanilla
- Lavanda
- Ilang ilang
- Sándalo
- Geranio
- Pachuli
- Vainilla

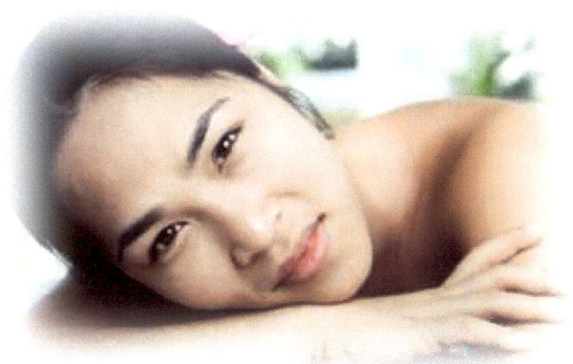

Afrodisiaco – Ponerme de ánimo

- Salvia
- Jazmín
- Pachuli
- Rosa
- Sándalo
- Vainilla
- Ilang ilang

Relajante – Mándame a dormir...

- Lavanda
- Geranio
- Salvia
- Neroli
- Sándalo
- Manzanilla romana

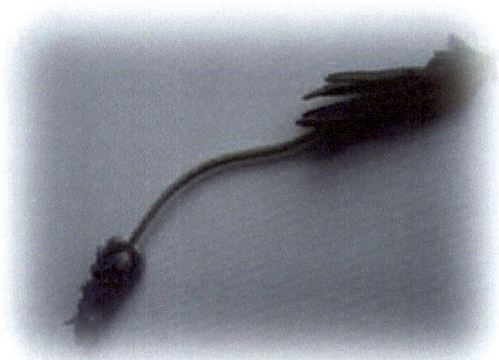

Tratamientos

Igualmente, usted podría elegir sus aceites esenciales por sus propiedades curativas.

Anti-envejecimiento	Anti-celulitis	Aclarador	Reduce las manchas
<ul><li>Palo de rosa</li><li>Sándalo</li><li>Incienso</li><li>Mirra</li><li>Pachulí</li><li>Neroli</li><li>Amaro</li><li>Geranio</li><li>Lavanda</li><li>Romero</li></ul>	<ul><li>Enebro</li><li>Hinojo</li><li>Pomelo</li><li>Limón</li><li>Romero</li><li>Salvia</li><li>Cedro</li><li>Ciprés</li></ul>	<ul><li>Sándalo</li><li>Jazmín</li><li>Lavanda</li><li>Gálbano</li><li>Rosa</li><li>Limón</li><li>Madera de cedro</li></ul>	<ul><li>Árbol del té</li><li>Limón</li><li>Romero</li><li>Lavanda</li><li>Geranio</li><li>Eucalipto</li></ul>
Piel seca	Piel normal	Piel grasa	
<ul><li>Jazmín</li><li>Sándalo</li><li>Madera de cedro</li><li>Incienso</li><li>Mirra</li><li>Semilla de zanahoria</li><li>Menta</li></ul>	<ul><li>Lavanda</li><li>Geranio</li><li>Romero</li><li>Palo de rosa</li><li>Madera de cedro</li></ul>	<ul><li>Geranio</li><li>Ciprés</li><li>Madera de cedro</li><li>Lavanda</li><li>Bergamota</li><li>Romero</li><li>Limón</li><li>Enebro</li><li>Amaro</li><li>Limoncillo</li></ul>	

www.ingramcontent.com/pod-product-compliance
Lightning Source LLC
Chambersburg PA
CBHW041511280526
45792CB00004B/1211